常见运动损伤
特效穴位图谱

CHANGJIAN YUNDONG SUNSHANG
TEXIAO XUEWEI TUPU

主　编	封颖璐	张瀚文	
副主编	任红贤	吕越涛	张瑞荣
编　委	白文辉	郭鹏鹏	刘　杰
	辛志俊	张亦弛	郑　蕾
	张　娜		

军事科学出版社

北　京

图书在版编目（CIP）数据

常见运动损伤特效穴位图谱 / 封颖璐，张瀚文主编 . —北京：军事科学出版社，2022.8
ISBN 978-7-80237-909-1

Ⅰ . ①常… Ⅱ . ①封… ②张… Ⅲ . ①运动性疾病 – 损伤 – 穴位疗法 – 图谱 Ⅳ . ① R873-64

中国版本图书馆 CIP 数据核字 (2021) 第 014820 号

书　　名：	常见运动损伤特效穴位图谱
主　　编：	封颖璐　张瀚文
责任编辑：	王显刚　赵晶辉
封面设计：	龙　岩
出版发行：	军事科学出版社（北京市 100036 信箱 188 分箱 100036）
标准书号：	ISBN 978-7-80237-909-1
经 销 者：	全国新华书店
印 刷 者：	中煤（北京）印务有限公司
开　　本：	787 毫米 × 1092 毫米　1/36
印　　张：	3.375
字　　数：	49 千字
版　　次：	2022 年 8 月北京第 1 版
印　　次：	2022 年 8 月第 1 次印刷
定　　价：	29.80 元

销售热线：	010–51927252
网　　址：	http://www.jskxcbs.top
电子邮箱：	jskxcbs@163.com

版权所有·侵权必究　本社图书如有质量问题，请与储运部联系。服务电话：010–51927252

前　言

　　近年来，随着全民健身意识的提高，由运动不当导致的骨骼或肌肉、韧带、关节损伤的发生率逐年升高。特别是一些较为激烈的运动，如长距离跑、负重跑、举重等，运动损伤的发病率更高。运动损伤的发生不仅降低了训练效率，同时也给患者增加了痛苦，如果治疗不当还会影响患者生活质量。帮助运动损伤患者尽快恢复健康是运动损伤康复领域的关键内容。本书是在大量实地调研基础上，总结了专业训练和日常锻炼中常见运动损伤的种类及发病特点，有针对性地选取常用特效穴位治疗，突出中医适宜技术简、便、廉、验的特点。

　　1. 注重临床可操作性　本书详细介绍了用于常见运动损伤治疗的常用体穴和耳穴，并在长期临床实践的基础上，制定了常规治疗方案，紧贴训练实际，突出操作的可实施性。

　　2. 中医特点突出　针灸和耳穴是中医适宜技术的重要组成部分，在常见运动损伤治疗中效果明显，优势突出，发挥了重要作用。

3. 图文并茂，通俗易懂　本书穴位定位清晰，功效介绍明确，便于医务人员，尤其是初学者按图寻穴，方便治疗，实用性强。

编　者
2022 年 2 月

目　录

第一部分
常用体针特效穴位

1. 百会

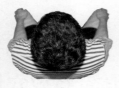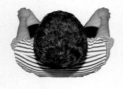

图 1-1　百会　　　　　图 1-2　四神聪

定位：后发际正中直上 7 寸，头部正中线与两耳尖连线的交点处（图 1-1）。

主治：失眠、头痛。

2. 四神聪

定位：在头顶部，当百会前后左右各 1 寸，共四穴（图 1-2）。

主治：头痛、眩晕、失眠、健忘。

3. 太阳

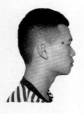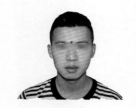

图 1-3　太阳　　　　　图 1-4　印堂

定位：在颞部，当眉梢与目外眦之间，向后约一横指的凹陷处（图1-3）。

主治：头痛、目疾、面瘫。

4. 印堂

定位：在额部，当两眉头的中间（图1-4）。

主治：失眠、健忘、头痛、眩晕、鼻渊。

5. 攒竹

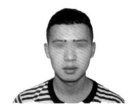 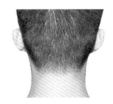

图1-5　攒竹　　　　　图1-6　风池

定位：眉头凹陷中，约在目内眦直上（图1-5）。

主治：头痛、呃逆、目视不明、目赤肿痛。急性腰扭伤可与腰痛点配伍。

6. 风池

定位：胸锁乳突肌与斜方肌上端之间的凹陷中，平风府穴（图1-6）。

主治：颈项强痛等颈部疾患。常与颈百劳、颈夹脊穴配伍。

7. 完骨

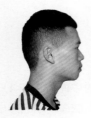 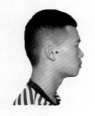

图 1-7　完骨　　　　　　图 1-8　听宫

定位：耳后，乳突后下方凹陷处（图 1-7）。

主治：颈项强痛。常与颈百劳、风池等配伍。

8. 听宫

定位：耳屏前，下颌骨髁状突后，张口时呈凹陷处（张口取穴）（图 1-8）。

主治：耳鸣、耳聋、齿痛。

9. 听会

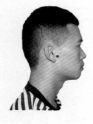 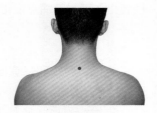

图 1-9　听会　　　　　　图 1-10　大椎

定位：耳屏间切迹前，下颌骨髁状突后缘，张口凹陷处（张口取穴）（图1-9）。

主治：耳鸣、耳聋、齿痛、口角歪斜。

10. 大椎

定位：后正中线上，第七颈椎棘突下凹陷中（图1-10）。

主治：颈项强痛，常与风池配伍。

11. 颈百劳

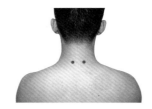 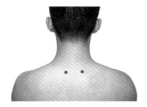

图1-11　颈百劳　　　　　图1-12　大杼

定位：第七颈椎棘突下凹陷上2寸，后正中线旁开1寸处（图1-11）。

主治：颈项强痛，常与风池、颈夹脊穴配伍。

12. 大杼

定位：第一胸椎棘突下，旁开1.5寸处（图1-12）。

主治：项强、肩背痛。骨会大杼，善治骨病。

13. 身柱

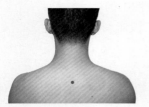

图 1-13　身柱

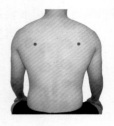

图 1-14　天宗

定位：后正中线上，第三胸椎棘突下凹陷中（图 1-13）。

主治：头痛、咳嗽、气喘、腰脊强痛。

14. 天宗

定位：肩胛冈下缘与肩胛下角之间的上 1/3 处（图 1-14）。

主治：肩胛疼痛、肩背部损伤、气喘、呃逆。

15. 脾俞

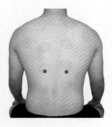

图 1-15　脾俞

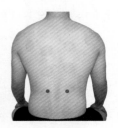

图 1-16　肾俞

常见运动损伤特效穴位图谱

定位：第十一胸椎棘突下，旁开 1.5 寸（图 1-15）。

主治：腹胀、腹泻等胃肠系统疾病，背痛。

16. 肾俞

定位：第二腰椎棘突下，旁开 1.5 寸（图 1-16）。

主治：腰酸背痛、头晕、耳鸣、遗尿、遗精、阳痿。

17. 命门

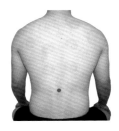

图 1-17　命门

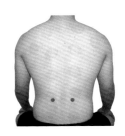

图 1-18　气海俞

定位：后正中线上，第二腰椎棘突下凹陷中（图 1-17）。

主治：腰脊强痛、下肢痿痹。

18. 气海俞

定位：第三腰椎棘突下，旁开 1.5 寸（图 1-18）。

主治：肠鸣腹胀、痛经、腰痛。

19. 大肠俞

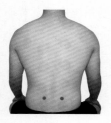 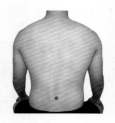

图 1-19　大肠俞　　　　图 1-20　腰阳关

定位：第四腰椎棘突下，旁开 1.5 寸（图 1-19）。

主治：腰腿痛、腹胀、腹泻、便秘。

20. 腰阳关

定位：后正中线上，第四腰椎棘突下凹陷中，约与髂嵴相平（图 1-20）。

主治：腰骶疼痛、下肢痿痹。

21. 关元俞

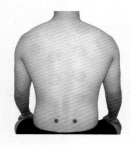 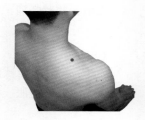

图 1-21　关元俞　　　　图 1-22　肩井

常见运动损伤特效穴位图谱

定位：第五腰椎棘突下，旁开 1.5 寸（图 1-21）。

主治：腰骶痛、腹胀、腹泻、遗尿。

22．肩井

定位：肩上，大椎穴与肩峰连线的中点（图 1-22）。

主治：颈项强痛、肩背疼痛、上肢不遂。

23．肩髃

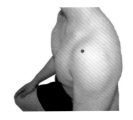 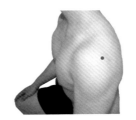

图 1-23　肩髃　　　　　　图 1-24　肩髎

定位：肩峰端下缘，肩峰与肱骨大结节之间，三角肌上部中央，臂外展或平举时，肩部出现两个凹陷，当肩峰前下方凹陷处（图 1-23）。

主治：肩臂挛痛、上肢不遂、瘾疹。

24．肩髎

定位：肩峰后下方，上臂外展，当肩髃穴后寸许凹陷中（图 1-24）。

主治：肩臂挛痛不遂、肩周炎。

25. 尺泽

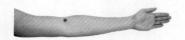

图 1-25　尺泽

定位：在肘横纹中，肱二头肌腱桡侧凹陷处（图 1-25）。

主治：肘臂挛痛、咳嗽、气喘、咯血、急性吐泻、中暑。

26. 曲池

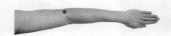

图 1-26　曲池

定位：在肘横纹外侧端与肱骨外上髁连线中点（图 1-26）。

主治：手臂痹痛、上肢不遂、高血压、湿疹。

27. 曲泽

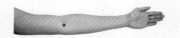

图 1-27　曲泽

定位：肘微屈，肘横纹中，肱二头肌腱尺侧缘（图1-27）。

主治：肘臂挛痛、心痛、心悸、胃痛、呕血、呕吐、中暑。

28. 少海

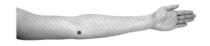

图 1-28　少海

定位：肘横纹内侧端与肱骨内上髁连线的中点处（图1-28）。

主治：肘臂挛痛、头项痛、腋胁部痛、心痛。

29. 天井

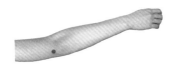

图 1-29　天井

定位：尺骨鹰嘴上 1 寸凹陷中（图1-29）。

主治：颈项强痛、肩臂疼痛。

30. 手三里

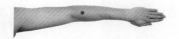

图 1-30　手三里

定位：阳溪穴与曲池穴连线上，肘横纹下 2 寸处（图 1-30）。

主治：手臂无力、上肢不遂、腹痛腹泻、齿痛。

31. 支正

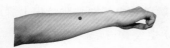

图 1-31　支正

定位：在阳谷穴与小海穴的连线上，腕横纹上 5 寸（图 1-31）。

主治：肘臂酸痛、头痛、项强。

32. 内关

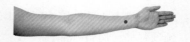

图 1-32　内关

定位：腕横纹上 2 寸，掌长肌腱与桡侧腕屈肌腱之间（图 1-32）。

主治：正中神经损伤、晕车、晕船。

33．外关

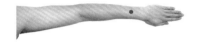

图 1-33　外关

定位：腕背横纹上 2 寸，尺骨与桡骨正中间（图 1-33）。

主治：外感热病、头痛、目赤肿痛、耳鸣、耳聋、上肢痿痹。

34．通里

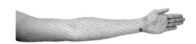

图 1-34　通里

定位：腕横纹上 1 寸，尺侧腕屈肌腱的桡侧缘（图 1-34）。

主治：腕臂挛痛、心悸。

35. 阳谷

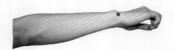

图 1-35　阳谷

　　定位：腕背横纹尺侧端，当尺骨茎突与三角骨之间的凹陷处（图 1-35）。

　　主治：颈颌肿痛、臂外侧痛、头痛、眩晕、耳鸣。

36. 阳溪

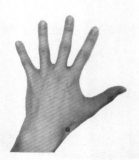

图 1-36　阳溪

　　定位：腕背横纹桡侧，拇短伸肌腱与拇长伸肌腱之间的凹陷中（图 1-36）。

　　主治：手腕疼痛、头痛、耳鸣。

37. 腰痛点

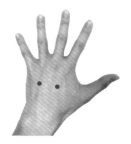

图 1-37　腰痛点

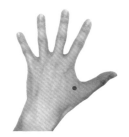

图 1-38　合谷

定位：手背侧，第二、三掌骨及第四、五掌骨之间，当腕横纹与掌指关节中点处，一侧 2 穴，共 4 穴（图 1-37）。

主治：急性腰扭伤、腰痛。

38. 合谷

定位：在手背，第一、二掌骨之间，当第二掌骨桡侧的中点处（图 1-38）。

主治：头痛、齿痛、口眼歪斜、腰扭伤（面口合谷收）。

39. 后溪

定位：微握拳，第五掌指关节后尺侧远端掌横纹头赤白肉际处（图 1-39）。

主治：头项强痛、腰背痛、肘臂挛痛、耳聋、目赤。

40. 外劳宫

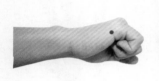 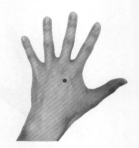

图 1-39　后溪　　　　　图 1-40　外劳宫

定位：在手背侧，当第二、三掌骨间，掌指关节后约 0.5 寸（图 1-40）。

主治：落枕、手臂挛痛。

41. 秩边

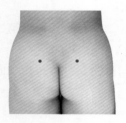 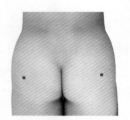

图 1-41　秩边　　　　　图 1-42　环跳

定位：平第四骶后孔，骶正中嵴旁开 3 寸（图 1-41）。

主治：腰骶疼痛、下肢痿痹。

42. 环跳

定位：股骨大转子高点与骶管裂孔连线的外 1/3 与内 2/3 交点处（图 1-42）。

主治：腰骶疼痛、下肢痿痹、风疹。

43. 承扶

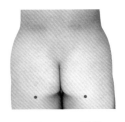 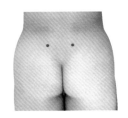

图 1-43　承扶　　　　　图 1-44　上髎

定位：臀横纹的中点（图 1-43）。

主治：腰骶疼痛、臀股疼痛。

44. 上髎

定位：第一骶后孔中，约当髂后上棘与后正中线之间（图 1-44）。

主治：腰骶疼痛、下肢痿痹。

45. 次髎

定位：第二骶后孔中，约当髂后上棘与后正中线之间（图 1-45）。

主治：腰骶疼痛、下肢痿痹。

46. 伏兔

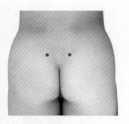

图 1-45　次髎

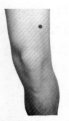

图 1-46　伏兔

定位：在髂前上棘与髌骨底外缘连线上，髌骨外上缘上 6 寸（图 1-46）。

主治：下肢痿痹、腰痛。

47. 血海

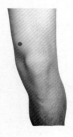

图 1-47　血海

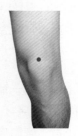

图 1-48　鹤顶

定位：在髌骨内上缘 2 寸，当股四头肌内侧头的隆起处（图 1-47）。

主治：下肢痿痹、膝关节损伤、痛经、瘾疹、湿疹。

48. 鹤顶

定位：在膝上部，髌底的中点上方凹陷处（图1-48）。

主治：膝痛、足胫无力。

49. 梁丘

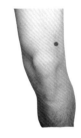　　　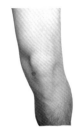

图 1-49　梁丘　　　　　　图 1-50　内膝眼

定位：在髂前上棘与髌骨外缘连线上，髌骨外上缘 2 寸（图 1-49）。

主治：急性胃病、膝肿痛、下肢不遂。

50. 内膝眼

定位：屈膝，在髌韧带内侧凹陷处（图 1-50）。

主治：膝痛、腿痛。

51. 犊鼻

定位：在髌韧带外侧凹陷中（图 1-51）。又名外膝眼。

主治：膝痛、屈伸不利、下肢麻痹。

52. 足三里

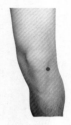
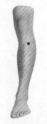

图 1-51　犊鼻　　　　　图 1-52　足三里

定位：犊鼻穴下 3 寸，胫骨前嵴外一横指处（图 1-52）。

主治：下肢痿痹、胃痛、呕吐、腹胀、腹泻、便秘、虚劳。

53. 阳陵泉

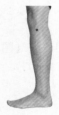
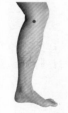

图 1-53　阳陵泉　　　　图 1-54　阴陵泉

定位：腓骨小头前下方凹陷中（图 1-53）。

主治：下肢痿痹、膝肿痛、膝关节疾患、呕吐、口苦。

54. 阴陵泉

定位：胫骨内侧髁下方凹陷处（图 1-54）。

主治：腹胀、腹泻、水肿、小便不利、膝痛。

55. 委中

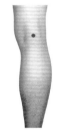 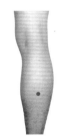

图 1-55　委中　　　　图 1-56　承山

定位：腘横纹中点，当股二头肌肌腱与半腱肌肌腱的中间（图 1-55）。

主治：腰背痛、下肢痿痹（腰背委中求）。

56. 承山

定位：腓肠肌两肌腹之间凹陷的顶端处，约在委中穴与昆仑穴连线中点（图 1-56）。

主治：腰腿疼痛、痔疮、便秘。

57. 丰隆

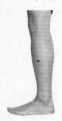 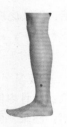

图 1-57　丰隆　　　　　　图 1-58　绝骨

定位：外踝尖上 8 寸，条口穴外 1 寸，胫骨前嵴外二横指处（图 1-57）。

主治：头痛、眩晕、痰饮、下肢痿痹、腹胀、便秘。

58. 绝骨

定位：外踝高点上 3 寸，腓骨前缘（图 1-58）。

主治：颈项强痛、胸胁满痛、下肢痿痹。

59. 三阴交

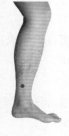 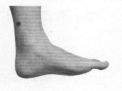

图 1-59　三阴交　　　　　图 1-60　复溜

定位：内踝尖上3寸，胫骨内侧面后缘（图1-59）。

主治：肠鸣、腹胀、腹泻、失眠、下肢痿痹、痛经、妇科疾患。

60. 复溜

定位：太溪穴上2寸，当跟腱的前缘（图1-60）。

主治：腰痛、下肢痿痹。

61. 解溪

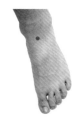 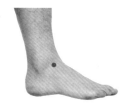

图 1-61　解溪　　　　　　图 1-62　丘墟

定位：足背踝关节横纹中央凹陷处，当姆长伸肌腱与趾长伸肌腱之间（图1-61）。

主治：下肢痿痹、踝关节病、足下垂。

62. 丘墟

定位：外踝前下方，趾长伸肌腱的外侧凹陷中（图1-62）。

主治：足踝肿痛、腰骶疼痛、项强。

63. 太溪

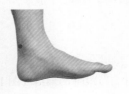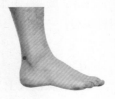

图 1-63 太溪   图 1-64 昆仑

定位：内踝高点与跟腱后缘连线的中点凹陷处（图 1-63）。

主治：头痛、失眠、健忘、腰脊疼痛、下肢厥冷。

64. 昆仑

定位：外踝尖与跟腱之间的凹陷处（图 1-64）。

主治：足踝肿痛、腰骶疼痛、后头痛、项强。

65. 申脉

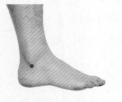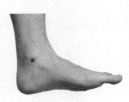

图 1-65 申脉   图 1-66 照海

定位：外踝直下方凹陷中（图 1-65）。

主治：头痛、眩晕、失眠、腰腿痛。

66．照海

定位：内踝高点正下缘凹陷处（图 1-66）。

主治：失眠、咽喉干痛、目赤肿痛、小便频数、月经不调。

67．公孙

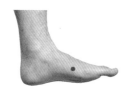

图 1-67　公孙　　　　　图 1-68　太冲

定位：第一跖骨基底部前下方赤白肉际处（图 1-67）。

主治：胃痛、呕吐、腹泻、心烦、失眠、奔豚气。

68．太冲

定位：足背，第一、二跖骨结合部之前凹陷中（图 1-68）。

主治：下肢痿痹、足跗肿痛、头痛、眩晕、痛经、呕吐、呃逆。

69. 内庭

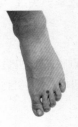

图 1-69　内庭

定位：足背第二、三趾间缝纹端（图 1-69）。

主治：齿痛、咽喉肿痛、腹泻、便秘、足背肿痛、跖趾关节痛。

第二部分
常见运动损伤的针灸特效穴位

CHANGJIAN YUNDONG SUNSHANG DE
ZHENJIU TEXIAO XUEWEI

1. 颈椎病

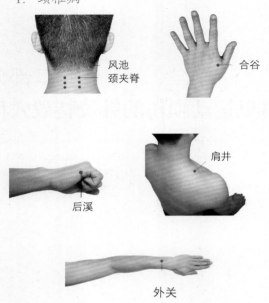

图 2-1　风池、颈夹脊、肩井、外关、后溪、合谷

主穴：风池、颈夹脊、肩井（图 2-1）。

配穴：外关、后溪、合谷（图 2-1）。

手法：颈夹脊可接电针，其余各穴用泻法或平补平泻法。

穴位定位：

风池在胸锁乳突肌与斜方肌上端之间的凹陷中。

颈夹脊在颈部正中线两侧，在第一至第七颈椎棘突下缘旁开 0.5 寸，一侧 7 穴。

肩井在肩上，大椎穴与肩峰连线中点。

外关在腕背横纹上2寸，尺骨与桡骨正中间。

后溪，微握拳，第五掌指关节后尺侧远侧掌横纹头赤白肉际处。

合谷在手背，第一、二掌骨之间，当第二掌骨桡侧的中点处。简便取穴：以一手的拇指指间关节横纹，放在另一手拇、示指之间的指蹼缘上，当拇指尖下是穴。

2. 落枕

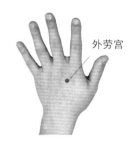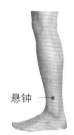

图2-2 外劳宫、悬钟

局部：阿是穴、肩井。

远端：后溪、外劳宫、悬钟（图2-2）。

手法：各穴均可用泻法。

穴位定位：

外劳宫在手背侧，当第二、三掌骨间，掌指关节后约0.5寸处。

悬钟在外踝高点上 3 寸，腓骨前缘。

肩井、后溪定位及图示见"颈椎病"。

3. 乳突炎

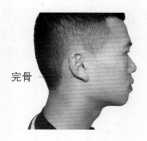

完骨

图 2-3　完骨

主穴：阿是穴、完骨（图 2-3）。

配穴：后溪、外劳宫。

手法：各穴均可用泻法。

穴位定位：

完骨在耳后，乳突后下方凹陷处。

后溪定位及图示见"颈椎病"。

外劳宫定位及图示见"落枕"。

4. 菱形肌损伤

主穴：大椎、大杼（图 2-4）、阿是穴。

配穴：肺俞、风门（图 2-4）。

手法：阿是穴、大杼接电针，其余各穴可用平补平泻法。

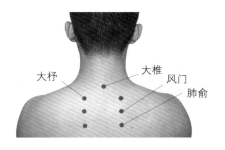

图 2-4　大椎、大杼、肺俞、风门

穴位定位：

大椎在后正中线上，第七颈椎棘突下凹陷中。

大杼在第一胸椎棘突下，旁开 1.5 寸。

肺俞在第三胸椎棘突下，旁开 1.5 寸。

风门在第二胸椎棘突下，旁开 1.5 寸。

5. 冈上肌肌腱炎

局部：肩髃、肩髎、天宗、臂臑（图 2-5）。

远端：曲池、外关（图 2-5）。

手法：强刺激，或加灸法。

穴位定位：

肩髃在肩峰端下缘，当肩峰与肱骨大结节之间，三角肌上部中央。臂外展或平举时，肩部出现两个凹陷，当肩峰前下方凹陷处。

肩髎在肩峰后下方，上臂外展时，当肩髃穴后寸许凹陷中。

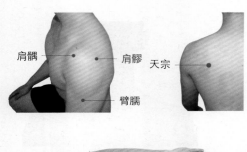

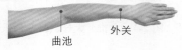

图 2-5　肩髃、肩髎、天宗、臂臑、曲池、外关

　　天宗在肩胛骨冈下窝中央凹陷处，约当肩胛冈下缘与肩胛下角之间的上 1/3 折点处。

　　臂臑在曲池穴与肩髃穴连线上，曲池穴上 7 寸，三角肌止点处。

　　曲池，屈肘成直角，在肘横纹外侧端与肱骨外上髁连线中点。

　　外关定位见"颈椎病"。

6. 肩关节周围炎

　　局部：肩髃、肩髎、肩前（图 2-6）。

　　远端：后溪、合谷、足三里（图 2-6）。

　　手法：足三里行补法，其余行泻法，远端穴行强刺激。

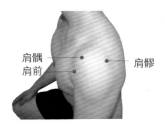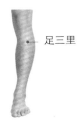

图 2-6 肩髃、肩髎、肩前、足三里

穴位定位：

肩前在肩部，正坐垂臂，当腋前皱襞顶端与肩髃穴连线的中点。

足三里在犊鼻穴下 3 寸，胫骨前嵴外一横指处。

肩髃、肩髎定位见"冈上肌肌腱炎"。

后溪、合谷定位及图示见"颈椎病"。

7. 肩袖损伤

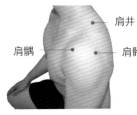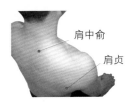

图 2-7 肩髃、肩髎、肩井、肩中俞、肩贞

局部：肩髃、肩髎、肩井、肩中俞、肩贞（图 2-7）。

远端：后溪、足三里。

手法：行补法，或加灸法。

穴位定位：

肩井在肩上，大椎穴与肩峰连线中点。

肩中俞在第七颈椎棘突下旁开 2 寸。

肩贞，臂内收，腋后横纹头上 1 寸。

肩髃、肩髎定位见"冈上肌肌腱炎"。

足三里定位及图示见"肩关节周围炎"。

后溪定位及图示见"颈椎病"。

8. 臂丛神经痛

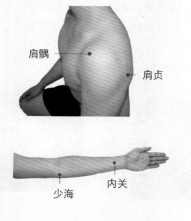

图 2-8　肩髃、肩贞、少海、内关

局部：肩髃、肩贞（图2-8）。

远端：少海、内关（图2-8）、合谷。

手法：行泻法，肩髃、肩贞可刺络拔罐。

穴位定位：

少海在肘横纹内侧端与肱骨内上髁连线中点处。

内关在腕横纹上2寸，掌长肌腱与桡侧腕屈肌腱之间。

肩髃定位见"冈上肌肌腱炎"。

肩贞定位见"肩袖损伤"。

合谷定位及图示见"颈椎病"。

9. 肱骨内上髁炎

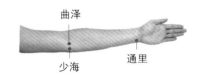

图2-9　少海、曲泽、通里

局部：阿是穴、少海、曲泽（图2-9）。

远端：通里（图2-9）。

手法：行泻法。

穴位定位：

曲泽，肘微屈，肘横纹中，肱二头肌腱尺侧缘。

通里在腕横纹上1寸，尺侧腕屈肌腱桡侧缘。

少海定位见"臂丛神经痛"。

10. 肱骨外上髁炎

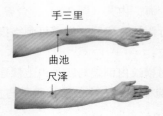

图 2-10 曲池、尺泽、手三里

局部：阿是穴、曲池、尺泽、手三里（图 2-10）。

远端：合谷。

手法：行泻法，局部可加用灸法。

穴位定位：

尺泽在肘横纹中，肱二头肌腱桡侧凹陷处。

手三里在阳溪穴与曲池穴连线上，肘横纹下 2 寸处。

曲池定位见"冈上肌肌腱炎"。

合谷定位及图示见"颈椎病"。

11. 肘管综合征

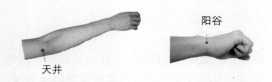

图 2-11 天井、阳谷

局部：曲池、天井（图2-11）、少海。

远端：合谷、阳谷（图2-11）、外关。

手法：行泻法。

穴位定位：

天井在尺骨鹰嘴上1寸凹陷中。

阳谷在腕背横纹尺侧端，当尺骨茎突与三角骨之间的凹陷处。

曲池、外关定位及图示见"冈上肌肌腱炎"。

少海定位及图示见"臂丛神经痛"。

合谷定位及图示见"颈椎病"。

12. 正中神经损伤

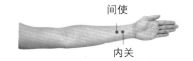

图2-12　内关、间使

局部：内关、间使（图2-12）、外关。

远端：足三里。

手法：内关、间使接电针疏密波刺激，外关、足三里行补法。

穴位定位：

间使在腕横纹上3寸，掌长肌腱与桡侧腕屈肌腱之间。

内关定位见"臂丛神经痛"。

外关定位及图示见"颈椎病"。

足三里定位及图示见"肩关节周围炎"。

13. 尺神经损伤

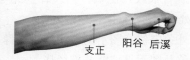

支正　阳谷　后溪

图 2-13　支正、阳谷、后溪

局部：支正、阳谷、后溪（图 2-13）。

远端：足三里。

手法：支正、阳谷接电针疏密波刺激，后溪、足三里行补法。

穴位定位：

支正，掌心对胸，在阳谷穴与小海穴的连线上，腕背横纹上 5 寸。

阳谷定位见"肘管综合征"。

后溪定位见"颈椎病"。

足三里定位及图示见"肩关节周围炎"。

14. 桡神经损伤

局部：手三里、外关、阳溪（图 2-14）。

远端：足三里。

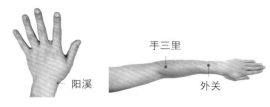

图 2-14　手三里、外关、阳溪

手法：手三里、外关接电针疏密波刺激，阳溪、足三里行补法。

穴位定位：

阳溪在腕背横纹桡侧，当拇短伸肌腱与拇长伸肌腱之间的凹陷中。

手三里定位见"肱骨外上髁炎"。

外关定位见"颈椎病"。

足三里定位及图示见"肩关节周围炎"。

15. 急性腰扭伤

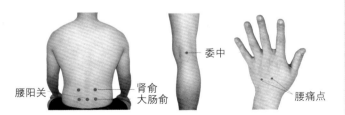

图 2-15　肾俞、大肠俞、腰阳关、腰痛点、委中

局部：肾俞、大肠俞、腰阳关（图 2-15）。

远端：腰痛点、委中（图 2-15）。

手法：委中刺络拔罐，余穴行泻法，腰痛点留针，并适度活动腰部。

穴位定位：

肾俞在第二腰椎棘突下，旁开 1.5 寸。

大肠俞在第四腰椎棘突下，旁开 1.5 寸。

腰阳关在后正中线上，第四腰椎棘突下凹陷中，约与髂嵴相平。

腰痛点在手背侧，当第二、三掌骨及第四、五掌骨之间，当腕横纹与掌指关节中点处，一侧 2 穴，左右共 4 穴。

委中在腘横纹中点，当股二头肌肌腱与半腱肌肌腱的中间。

16. 腰椎间盘突出症

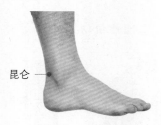

昆仑

图 2-16　昆仑

主穴：阿是穴、大肠俞、委中。

配穴：肾俞、腰阳关、昆仑（图 2-16）。

手法：大肠俞、肾俞接电针，委中行泻法，余穴平补平泻。

穴位定位：

昆仑在外踝尖与跟腱之间的凹陷处。

大肠俞、委中、肾俞、腰阳关定位及图示见"急性腰扭伤"。

17. 腰椎间盘突出症伴下肢症状

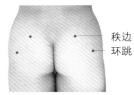

秩边
环跳

图 2-17　秩边、环跳

主穴：大肠俞、环跳（图 2-17）、委中。

配穴：肾俞、秩边（图 2-17）。

手法：秩边、环跳接电针，余穴行泻法。

穴位定位：

秩边在平第四骶后孔，骶正中嵴旁开 3 寸。

环跳，侧卧屈股，当股骨大转子高点与骶管裂孔连线的外 1/3 与内 2/3 交点处。

大肠俞、委中、肾俞定位及图示见"急性腰扭伤"。

18. 腰椎管狭窄

主穴：腰夹脊、腰阳关（图 2-18）、环跳。

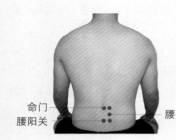

阳陵泉

命门
腰阳关
腰夹脊

图 2-18　腰夹脊、腰阳关、命门、阳陵泉

配穴：阳陵泉、命门（图 2-18）。

手法：腰阳关、命门行灸法，余穴平补平泻。

穴位定位：

腰夹脊在腰部，第一至第五腰椎棘突下两侧，后正中线旁开 0.5 寸，一侧 5 穴，共 10 穴。

腰阳关在后正中线上，第四腰椎棘突下凹陷中，约与髂嵴相平。

阳陵泉在腓骨小头前下方凹陷中。

命门在后正中线上，第二腰椎棘突下凹陷中。

环跳定位及图示见"腰椎间盘突出症伴下肢症状"。

19. 腰肌筋膜炎

主穴：腰夹脊、肾俞、大肠俞（图 2-19）。

配穴：委中（图 2-19）。

手法：肾俞、大肠俞接电针，余穴行泻法。

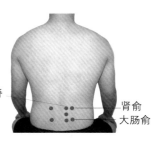
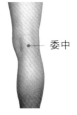

图 2-19　腰夹脊、肾俞、大肠俞、委中

穴位定位：

腰夹脊定位见"腰椎管狭窄"。

肾俞、大肠俞、委中定位见"急性腰扭伤"。

20.　梨状肌综合征

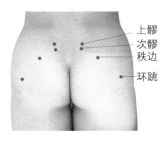

图 2-20　上髎、次髎、秩边、环跳

主穴：上髎、次髎、秩边（图 2-20）。

配穴：环跳（图 2-20）、昆仑。

手法：上髎、次髎进针向耻骨联合。行泻法。

穴位定位：

上髎在第一骶后孔中，约当髂后上棘与后正中线之间。

次髎在第二骶后孔中，约当髂后上棘与后正中线之间。

秩边、环跳定位见"腰椎间盘突出症伴下肢症状"。

昆仑定位及图示见"腰椎间盘突出症"。

21. 坐骨神经痛

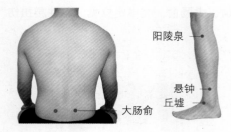

阳陵泉

悬钟
丘墟

大肠俞

图 2-21　大肠俞、阳陵泉、悬钟、丘墟

主穴：大肠俞（图 2-21）、环跳、委中。

配穴：阳陵泉、悬钟、丘墟（图 2-21）。

手法：环跳、委中接电针，余穴行泻法。

穴位定位：

丘墟在外踝前下方，趾长伸肌腱的外侧凹陷中。

大肠俞、委中定位见"急性腰扭伤"。

环跳定位及图示见"腰椎间盘突出症伴下肢症状"。

阳陵泉定位见"腰椎管狭窄"。

悬钟定位见"落枕"。

22. 弹响髋

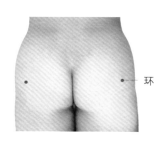

阳陵泉

环跳

图 2-22 环跳、阳陵泉

主穴：阿是穴、环跳（图 2-22）。

配穴：阳陵泉（图 2-22）。

手法：阿是穴与环跳穴加电针强刺激，余穴平补平泻。

穴位定位：

环跳定位见"腰椎间盘突出症伴下肢症状"。

阳陵泉定位见"腰椎管狭窄"。

23. 股四头肌肌腱炎

主穴：鹤顶、血海、梁丘（图 2-23）。

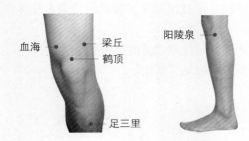

图 2-23　鹤顶、血海、梁丘、足三里、阳陵泉

配穴：足三里、阳陵泉（图 2-23）。

手法：平补平泻，血海、梁丘可加灸法。

穴位定位：

鹤顶在膝上部，髌底中点上方凹陷处。

血海，屈膝，在髌骨内上缘 2 寸，当股四头肌内侧头的隆起处。

梁丘，屈膝，在髂前上棘与髌骨外上缘连线上，髌骨外上缘 2 寸。

足三里定位见"肩关节周围炎"。

阳陵泉定位见"腰椎管狭窄"。

24. 髌上滑囊炎

主穴：鹤顶、血海、梁丘（图 2-24）。

配穴：足三里、犊鼻（图 2-24）。

手法：鹤顶可加灸，余穴行平补平泻。

穴位定位：

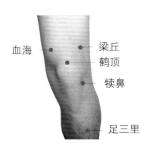

图 2-24 鹤顶、血海、梁丘、足三里、犊鼻

犊鼻，屈膝，在髌韧带外侧凹陷中。又名外膝眼。鹤顶、血海、梁丘定位见"股四头肌肌腱炎"。足三里定位见"肩关节周围炎"。

25. 膝关节创伤性滑膜炎

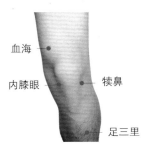

图 2-25 犊鼻、内膝眼、血海、足三里

主穴：阿是穴、犊鼻、内膝眼（图 2-25）。

配穴：血海、足三里（图 2-25）。

手法：血海、足三里用灸法，余穴行平补平泻。

穴位定位：

内膝眼，屈膝，在髌韧带内侧凹陷处。

犊鼻定位见"髌上滑囊炎"。

血海定位见"股四头肌肌腱炎"。

足三里定位见"肩关节周围炎"。

26. 膝关节半月板损伤

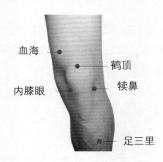

图 2-26　犊鼻、内膝眼、鹤顶、血海、足三里

主穴：犊鼻、内膝眼、鹤顶（图 2-26）。

配穴：血海、足三里（图 2-26）。

手法：内膝眼、犊鼻加灸法，余穴行平补平泻。

穴位定位：

犊鼻定位见"髌上滑囊炎"。

内膝眼定位见"膝关节创伤性滑膜炎"。

鹤顶、血海定位见"股四头肌肌腱炎"。

足三里定位见"肩关节周围炎"。

27. 膝关节内侧副韧带损伤

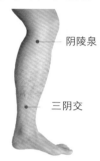

图 2-27　阴陵泉、三阴交

主穴：内膝眼、阴陵泉（图 2-27）、血海。
配穴：三阴交（图 2-27）、犊鼻。
手法：内膝眼、犊鼻加灸法，余穴行平补平泻。
穴位定位：
阴陵泉在胫骨内侧髁下方凹陷处。
三阴交在内踝尖上 3 寸，胫骨内侧面后缘。
内膝眼定位见"膝关节创伤性滑膜炎"。
血海定位见"股四头肌肌腱炎"。
犊鼻定位见"髌上滑囊炎"。

28. 膝关节外侧副韧带损伤

主穴：犊鼻、阳陵泉、梁丘（图 2-28）。
配穴：悬钟、内膝眼（图 2-28）。

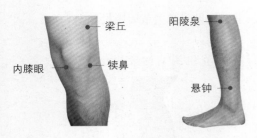

图 2-28　犊鼻、阳陵泉、梁丘、悬钟、内膝眼

手法：内膝眼、犊鼻加灸法，余穴行平补平泻。
穴位定位：

犊鼻定位见"髌上滑囊炎"。

阳陵泉定位见"腰椎管狭窄"。

梁丘定位见"股四头肌肌腱炎"。

悬钟定位见"落枕"。

内膝眼定位见"膝关节创伤性滑膜炎"。

29. 膝关节交叉韧带损伤

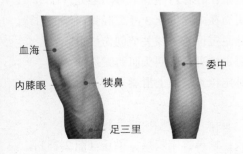

图 2-29　犊鼻、内膝眼、委中、血海、足三里

主穴：犊鼻、内膝眼、委中（图2-29）。

配穴：血海、足三里（图2-29）。

手法：内膝眼、犊鼻加灸法，余穴行平补平泻。

穴位定位：

犊鼻定位见"髌上滑囊炎"。

内膝眼定位见"膝关节创伤性滑膜炎"。

委中定位见"急性腰扭伤"。

血海定位见"股四头肌肌腱炎"。

足三里定位见"肩关节周围炎"。

30. 踝关节韧带损伤（内侧）

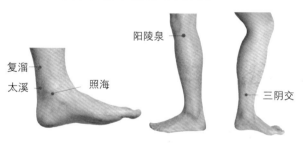

图 2-30　太溪、照海、阳陵泉、三阴交、复溜

主穴：太溪、照海、阳陵泉（图2-30）。

配穴：三阴交、复溜（图2-30）。

手法：丘墟、昆仑加灸法，余穴行平补平泻。

穴位定位：

太溪在内踝高点与跟腱后缘连线中点凹陷处。

照海在内踝高点正下缘凹陷处。

复溜在太溪穴上 2 寸，当跟腱的前缘。

阳陵泉定位见"腰椎管狭窄"。

三阴交定位见"膝关节内侧副韧带损伤"。

31. 踝关节韧带损伤（外侧）

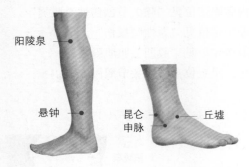

图 2-31　昆仑、悬钟、阳陵泉、申脉、丘墟

主穴：昆仑、悬钟、阳陵泉（图 2-31）。

配穴：申脉、丘墟（图 2-31）。

手法：丘墟、昆仑加灸法，余穴行平补平泻。

穴位定位：

申脉在外踝直下方凹陷中。

昆仑定位见"腰椎间盘突出症"。

阳陵泉定位见"腰椎管狭窄"。

悬钟定位见"落枕"。

丘墟定位见"坐骨神经痛"。

32. 跟腱周围炎

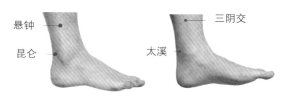

图 2-32　太溪、昆仑、三阴交、悬钟

主穴：太溪、昆仑（图 2-32）。
配穴：三阴交、悬钟（图 2-32）。
手法：平补平泻。
穴位定位：
太溪定位见"踝关节韧带损伤（内侧）"。
昆仑定位见"腰椎间盘突出症"。
三阴交定位见"膝关节内侧副韧带损伤"。
悬钟定位见"落枕"。

33. 足跟痛

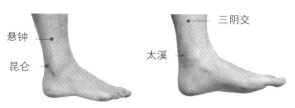

图 2-33　太溪、昆仑、三阴交、悬钟

主穴：阿是穴、太溪、昆仑（图2-33）。

配穴：三阴交、悬钟（图2-33）。

手法：平补平泻，配合灸法。

穴位定位：

太溪定位见"踝关节韧带损伤（内侧）"。

昆仑定位见"腰椎间盘突出症"。

三阴交定位见"膝关节内侧副韧带损伤"。

悬钟定位见"落枕"。

第三部分
常见杂病的针灸特效穴位

CHANGJIAN ZABING DE ZHENJIU
TEXIAO XUEWEI

1. 头痛

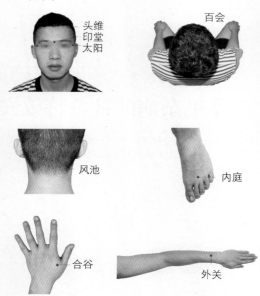

图 3-1　头痛针灸选穴

主穴：印堂、太阳、百会、头维、风池（图 3-1）。
配穴：合谷、外关、内庭（图 3-1）。
手法：根据病症虚实行补泻。

2. 偏头痛

主穴：太阳、百会、头维、风池（图 3-2）。
配穴：神门、足三里、太冲（图 3-2）。
手法：足三里行补法，余穴行泻法。

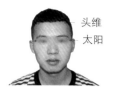
头维
太阳

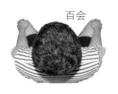
百会

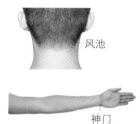
风池

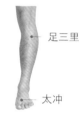
足三里
太冲

神门

图 3-2 偏头痛针灸选穴

3. 失眠

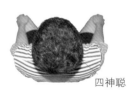
四神聪

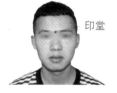
印堂

合谷

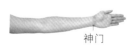
神门

57

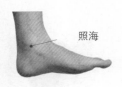
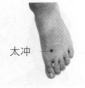

图 3-3　失眠针灸选穴

主穴：印堂、四神聪（图 3-3）。

配穴：合谷、太冲、神门、照海（图 3-3）。

手法：平补平泻。

4. 咳嗽

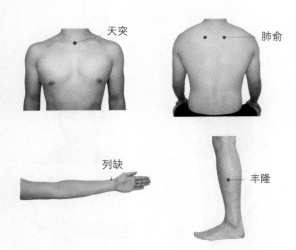

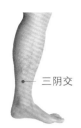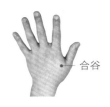

图 3-4　咳嗽针灸选穴

主穴：天突、肺俞、列缺、合谷（图 3-4）。
配穴：丰隆、三阴交（图 3-4）。
手法：根据病症虚实行补泻。

5. 胃痛

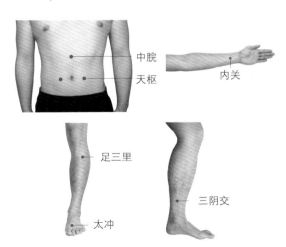

图 3-5　胃痛针灸选穴

主穴：中脘、内关、足三里（图3-5）。

配穴：太冲、天枢、三阴交（图3-5）。

手法：根据虚实补泻，胃寒时中脘、足三里可加用灸法。

6. 呕吐

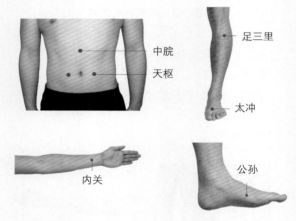

中脘

天枢

足三里

太冲

内关

公孙

图3-6　呕吐针灸选穴

主穴：中脘、内关、足三里（图3-6）。

配穴：太冲、公孙、天枢（图3-6）。

手法：中脘、内关用泻法，余穴平补平泻。

7. 呃逆

主穴：膻中、中脘、内关、足三里（图3-7）。

配穴：太冲、天枢（图3-7）。

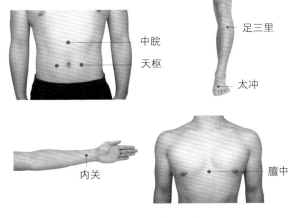

图 3-7　呃逆针灸选穴

手法：中脘、内关用泻法，余穴平补平泻。

8. 腹泻

主穴：天枢、水分、足三里（图 3-8）。

配穴：阴陵泉、上巨虚、神阙（图 3-8）。

手法：平补平泻，神阙、天枢可行灸法。

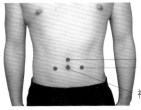

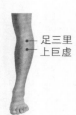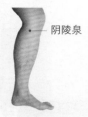

图 3-8　腹泻针灸选穴

9. 便秘

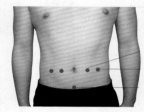

天枢
大横
关元

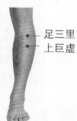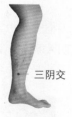

足三里
上巨虚
三阴交

图 3-9　便秘针灸选穴

主穴：天枢、大横、上巨虚（图 3-9）。
配穴：三阴交、足三里、关元（图 3-9）。

手法：天枢、大横接电针，余穴平补平泻。上巨虚、关元行灸法。

10. 痔疮

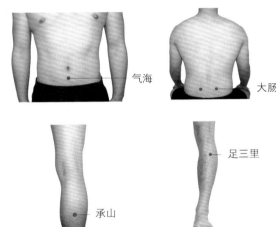

气海

大肠俞

足三里

承山

图 3-10　痔疮针灸选穴

主穴：承山、大肠俞（图 3-10）、长强。

配穴：气海、足三里（图 3-10）。

手法：长强用灸法，余穴平补平泻。

11. 脱肛

主穴：百会、承山、大肠俞（图 3-11）。

配穴：气海、足三里（图 3-11）。

手法：百会用灸法，余穴平补平泻。

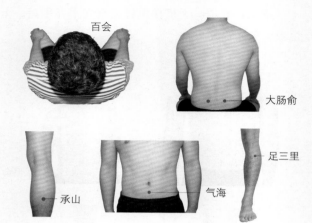

图 3-11　脱肛针灸选穴

12. 耳鸣、耳聋

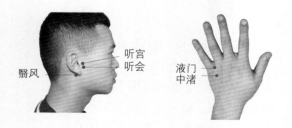

图 3-12　耳鸣、耳聋针灸选穴

主穴：听宫、听会、翳风（图 3-12）。

配穴：中渚、液门（图 3-12）。

手法：行泻法。

13. 瘾疹

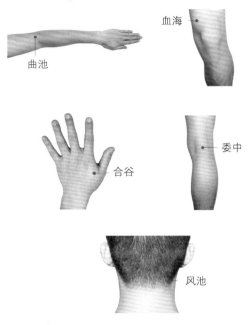

图 3-13　瘾疹针灸选穴

主穴：曲池、血海、合谷（图 3-13）。

配穴：委中、风池（图 3-13）。

手法：平补平泻，曲池、血海可加灸法。

14. 痛经

主穴：气海、关元、三阴交（图 3-14）。

配穴：足三里、太冲（图 3-14）。

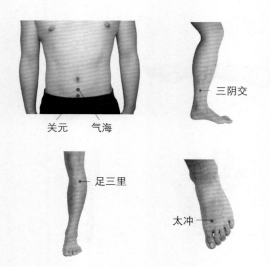

图 3-14 痛经针灸选穴

手法：实证泻法，虚证补法。气海、关元、足三里、三阴交可加灸。

第四部分
常用耳针穴位

1. 耳尖

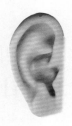 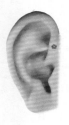

图 4-1　耳尖　　　　　　图 4-2　交感

定位：在耳郭向前对折的上部尖端（图 4-1）。
主治：高血压、发热、失眠、麦粒肿（放血）。

2. 交感

定位：在对耳轮下脚的末端与耳轮内缘相交处（图 4-2）。

主治：胃肠痉挛、内脏绞痛、自主神经功能紊乱。

3. 耳中

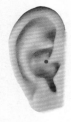 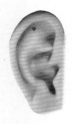

图 4-3　耳中　　　　　　图 4-4　风溪

定位：在耳轮脚处（图 4-3）。

主治：呃逆、荨麻疹、出血性疾病、皮肤瘙痒。

4. 风溪

定位：耳轮结节前方，指区和腕区之间（图 4-4）。

主治：过敏性鼻炎、荨麻疹、皮肤瘙痒症。

5. 内分泌

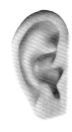 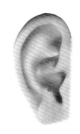

图 4-5　内分泌 　　　　　图 4-6　皮质下

定位：在屏间切迹内，耳甲腔的前下部（图 4-5）。

主治：痛经、糖尿病等与激素相关性疾病。

6. 皮质下

定位：对耳屏内侧面（图 4-6）。

主治：痛症、疟疾、神经衰弱、失眠。

7. 神门

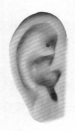 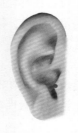

图 4-7　神门　　　　　　　图 4-8　肾上腺

定位：三角窝后 1/3 的上部（图 4-7）。
主治：失眠、多梦、神经衰弱、高血压、疼痛。

8. 肾上腺
定位：在耳屏游离缘下部尖端（图 4-8）。
主治：低血压、眩晕、哮喘、休克。

9. 额

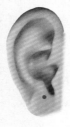 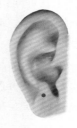

图 4-9　额　　　　　　　　图 4-10　颞

常见运动损伤特效穴位图谱

定位：在对耳屏外侧面的前部（图4-9）。

主治：偏头痛、头晕、失眠、神经衰弱。

10. 颞

定位：在对耳屏外侧面的中部（图4-10）。

主治：偏头痛、头晕、失眠、神经衰弱。

11. 枕

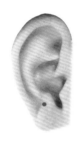 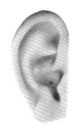

图4-11 枕　　　　　图4-12 心

定位：在对耳屏外侧面后部（图4-11）。

主治：头晕、头痛、哮喘、神经衰弱、失眠。

12. 心

定位：在耳甲腔正中凹陷处（图4-12）。

主治：神经衰弱、失眠、口舌生疮。

13. 肝

定位：在耳甲艇的后下部（图4-13）。

主治：眩晕、更年期综合征、高血压。

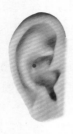
图 4-13 肝

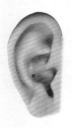
图 4-14 脾

14. 脾
定位：在耳甲腔的后上部（图 4-14）。
主治：腹胀、腹泻、便秘、食欲不振、失眠。

15. 肺

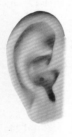
图 4-15 肺

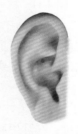
图 4-16 肾

定位：在心、气管区周围（图 4-15）。
主治：咳嗽、胸闷、荨麻疹、便秘、戒断综合征。

16. 肾

定位：在对耳轮下脚下方后部（图 4-16）。

主治：腰痛、耳鸣、遗精、月经不调、尿频。

17. 胃

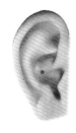 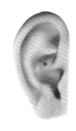

图 4-17　胃　　　　　图 4-18　小肠

定位：在耳轮脚消失处（图 4-17）。

主治：胃痛、胃炎、胃痉挛、消化不良、恶心、呕吐、失眠。

18. 小肠

定位：在耳轮脚及部分耳轮与 AB 线之间的中 1/3 处（图 4-18）。

主治：消化不良、腹痛、腹胀、心动过速。

19. 大肠

定位：在耳轮脚及部分耳轮与 AB 线之间的前 1/3 处（图 4-19）。

主治：腹泻、便秘、咳嗽。

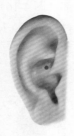 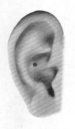

图 4-19　大肠　　　　　图 4-20　十二指肠

20.　十二指肠

定位：在耳轮脚及部分耳轮与 AB 线之间的后
1/3 处（图 4-20）。

主治：腹痛、腹胀、胃痉挛、胆石症、胆囊炎。

21.　胰胆

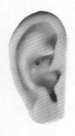 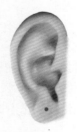

图 4-21　胰胆　　　　　图 4-22　眼

定位：在耳甲艇的后上部（图 4-21）。

主治：胆囊炎、胆结石、带状疱疹、耳鸣、偏头痛。

22. 眼

定位：耳垂正面的中央部（图4-22）。

主治：急性结膜炎、麦粒肿、干眼症、视疲劳。

第五部分
常见运动损伤的耳针特效穴位

CHANGJIAN YUNDONG SUNSHANG DE
ERZHEN TEXIAO XUEWEI

1. 颈椎

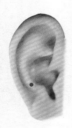 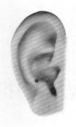

图 5-1　颈椎　　　　　　　　图 5-2　颈

定位：在颈区后方，即对耳轮 13 区（图 5-1）。

主治：颈椎病、落枕。

2. 颈

定位：在对耳轮体前下部 1/5 处，即对耳轮 12 区（图 5-2）。

主治：颈椎疼痛、落枕。

3. 锁骨

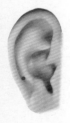 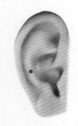

图 5-3　锁骨　　　　　　　　图 5-4　胸椎

定位：在肩区下方，即耳舟 6 区（图 5-3）。
主治：肩关节周围炎。

4. 胸椎
定位：在胸区后方，即对耳轮 11 区（图 5-4）。
主治：胸背部疼痛。

5. 肩

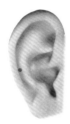 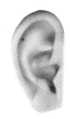

图 5-5　肩　　　　　　　　　图 5-6　肘

定位：在肘区下方，即耳舟 4 区、5 区（图 5-5）。
主治：肩关节周围炎、肩部疼痛。

6. 肘
定位：在腕区下方，即耳舟 3 区（图 5-6）。
主治：肱骨外上髁炎、肘部疼痛。

7. 腕
定位：在指区下方，即耳舟 2 区（图 5-7）。
主治：腕部疼痛。

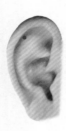 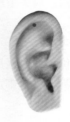

图 5-7　腕　　　　　　　图 5-8　指

8. 指
定位：在耳舟上方，即耳舟 1 区（图 5-8）。
主治：手指麻木疼痛。

9. 腰骶椎

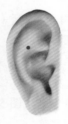 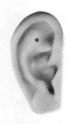

图 5-9　腰骶椎　　　　　　图 5-10　髋

定位：在腹区后方，即对耳轮 9 区（图 5-9）。
主治：腰骶部疼痛。

10. 髋

定位：在对耳轮上脚的下 1/3 处，即对耳轮 5 区（图 5-10）。

主治：髋关节疼痛、坐骨神经痛、腰骶部疼痛。

11. 臀

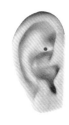 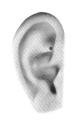

图 5-11　臀　　　　　图 5-12　坐骨神经

定位：在对耳轮下脚的后部 1/3 处，即对耳轮 7 区（图 5-11）。

主治：坐骨神经痛、臀筋膜炎。

12. 坐骨神经

定位：在对耳轮下脚的前 1/3 处，即对耳轮 6 区（图 5-12）。

主治：坐骨神经痛、下肢瘫痪。

13. 膝

定位：对耳轮上脚的中 1/3 处，即对耳轮 4 区（图 5-13）。

主治：膝关节疼痛、坐骨神经痛。

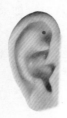 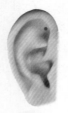

图 5-13　膝　　　　　　　　图 5-14　踝

14．踝

定位：在趾、跟区下方，即对耳轮3区（图 5-14）。

主治：踝关节扭伤。

15．跟

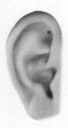 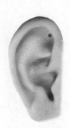

图 5-15　跟　　　　　　　　图 5-16　趾

定位：在对耳轮上脚前上部，即对耳轮1区（图 5-15）。

主治：足跟痛。

16. 趾

定位：在耳尖下方的对耳轮上脚后上部，即对耳轮 2 区（图 5-16）。

主治：趾部疼痛。

第六部分

常见杂病的耳针特效穴位

CHANGJIAN ZABING DE
ERZHEN TEXIAO XUEWEI

1. 头痛

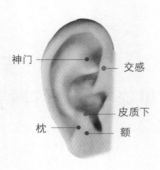

图 6-1 头痛耳针选穴

选穴：神门、皮质下、交感、额、枕（图 6-1）。

手法：毫针针刺，行手法后留针 20 分钟。耳穴压丸。

2. 高血压

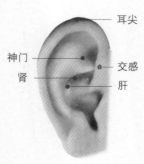

图 6-2 高血压耳针选穴

选穴：肝、肾、耳尖、神门、交感（图 6-2）、耳背沟压痛点。

手法：毫针针刺，行手法后留针 20 分钟。耳穴压丸。

3. 失眠

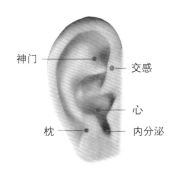

神门　　　　　交感

心

枕　　　　　内分泌

图 6-3　失眠耳针选穴

选穴：神门、心、交感、内分泌、枕（图 6-3）。
手法：毫针针刺，留针 20 分钟。耳穴压丸。

4. 晕动病
选穴：肾上腺、皮质下、胃、枕、交感（图 6-4）。
手法：毫针针刺，留针 20 分钟。耳穴压丸。

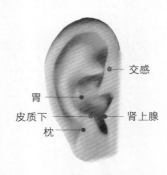

图 6-4　晕动病耳针选穴

5. 鼻炎

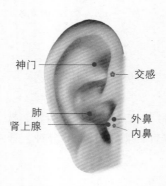

图 6-5　鼻炎耳针选穴

选穴：内鼻、外鼻、交感、肾上腺、肺、神门（图
6-5）。

手法：毫针针刺，泻法，留针 20 分钟。耳穴压丸。

6. 干眼症

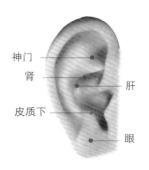

图 6-6　干眼症耳针选穴

选穴：眼、肝、肾、神门、皮质下（图 6-6）。

手法：毫针针刺，补法，留针 20 分钟。耳穴压丸。

7. 咳嗽

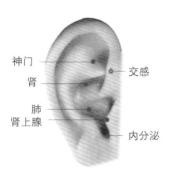

图 6-7　咳嗽耳针选穴

选穴：肺、肾、神门、交感、肾上腺、内分泌（图6-7）。

手法：毫针针刺，肺泻肾补，留针20分钟。耳穴压丸。

8. 胃炎

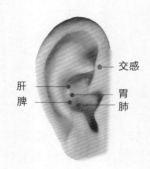

图6-8　胃炎耳针选穴

选穴：胃、肝、脾、肺、交感（图6-8）。

手法：毫针针刺，留针20分钟。耳穴压丸。

9. 呃逆

选穴：耳中、胃、神门、皮质下、交感（图6-9）。

手法：毫针针刺，留针20分钟。耳穴压丸。

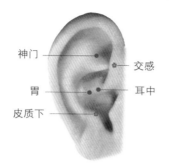

图 6-9　呃逆耳针选穴

10. 呕吐

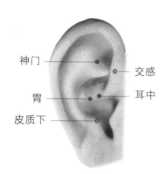

图 6-10　呕吐耳针选穴

选穴：胃、神门、交感、皮质下、耳中（图 6-10）。

手法：毫针针刺，留针 20 分钟。耳穴压丸。

11. 厌食

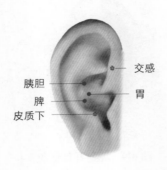

图 6-11　厌食耳针选穴

选穴：胃、胰胆、脾、交感、皮质下（图 6-11）。
手法：毫针针刺，留针 20 分钟。耳穴压丸。

12. 便秘

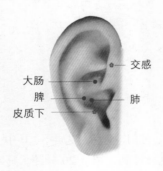

图 6-12　便秘耳针选穴

选穴：大肠、肺、脾、交感、皮质下（图6-12）。

手法：毫针针刺，泻法，留针 20 分钟。耳穴压丸。

13. 腹泻

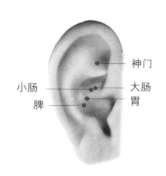

图 6-13　腹泻耳针选穴

选穴：大肠、小肠、胃、脾、神门（图6-13）。

手法：毫针针刺，补法，留针 20 分钟。耳穴压丸。

14. 肥胖

选穴：胃、神门、交感、皮质下、三焦、内分泌（图6-14）。

手法：毫针针刺，泻法，留针 20 分钟。耳穴压丸。

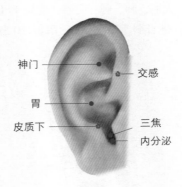

图 6-14　肥胖耳针选穴

15. 糖尿病

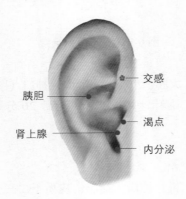

图 6-15　糖尿病耳针选穴

选穴：胰胆、内分泌、渴点、肾上腺、交感（图

6-15）。

手法：毫针针刺，泻法，留针 *20 分钟。耳穴*
压丸。

16. 湿疹

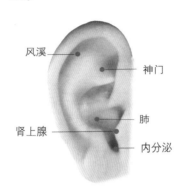

风溪

神门

肾上腺

肺

内分泌

图 6-16　湿疹耳针选穴

选穴：风溪、肺、神门、内分泌、肾上腺（图
6-16）。

手法：毫针针刺，留针 20 分钟。耳穴压丸。

17. 荨麻疹

选穴：风溪、肺、内分泌、肾上腺、心（图
6-17）。

手法：毫针针刺，平补平泻，留针 20 分钟。耳
穴压丸。

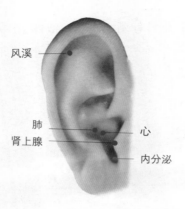

风溪

肺

肾上腺

心

内分泌

图 6-17　荨麻疹耳针选穴